NOTICE

SUR

L'INSTITUT ORTHOPÉDIQUE ET PNEUMATIQUE

DE LYON.

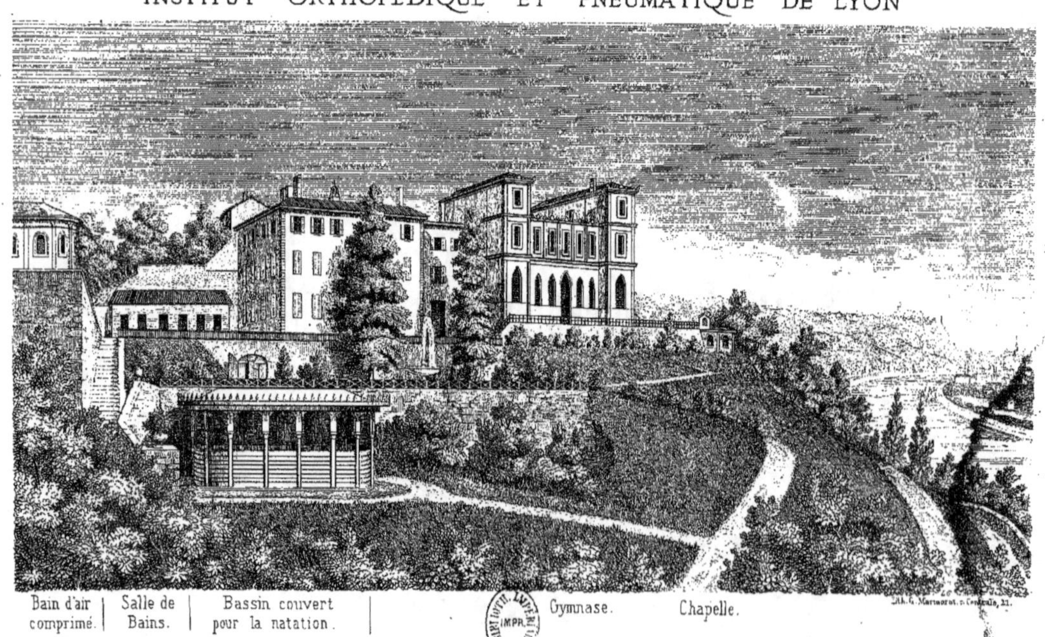

INSTITUT ORTHOPEDIQUE ET PNEUMATIQUE DE LYON

NOTICE

SUR

L'INSTITUT ORTHOPÉDIQUE

ET PNEUMATIQUE

DE LYON

Fondé par le docteur **CHARLES PRAVAZ**

DIRIGÉ

PAR LE DOCTEUR PRAVAZ FILS

ROUTE DES ÉTROITS

Près le pont de la Mulatière.

LYON

IMPRIMERIE D'AIMÉ VINGTRINIER

QUAI ST-ANTOINE, 35

1861

NOTICE

SUR

L'INSTITUT ORTHOPÉDIQUE ET PNEUMATIQUE

DE LYON.

—

Cet établissement, consacré exclusivement au traitement des difformités et des maladies de l'appareil locomoteur occupe une des plus magnifiques positions des environs de Lyon. Placé presque au confluent du Rhône et de la Saône, sur le versant oriental du coteau de Sainte-Foy, il domine un horizon immense où l'on découvre successivement Lyon, depuis les hauteurs de la Croix-Rousse jusqu'à l'extrémité de la Presqu'île Perrache, les vastes plaines du Dauphiné, le Mont-Blanc et les sommets neigeux de la chaîne des Alpes. Par sa situation à mi-côte et au levant qui le préserve de l'action trop directe des vents du nord et de l'ouest, par sa proximité d'un grand fleuve qui lui assure un large renouvellement d'air, il réunit donc les conditions de salubrité les plus favorables aux constitutions délicates qui accompagnent si souvent les difformités.

Telles sont les conditions hygiéniques que remplit l'établissement orthopédique de Lyon ; nous allons maintenant faire connaître les ressources qu'il présente au point de vue thérapeutique dans le traitement des diverses difformités, en commençant par la plus fréquente de toutes, la scoliose.

Dans le traitement des déviations latérales de la colonne vertébrale, les moyens thérapeutiques doivent à la fois s'adresser à l'élément difformité et à l'élément constitutionnel. La plupart du temps, en effet, les difformités de la taille atteignent spécialement les jeunes sujets dont la vitalité languit ou chez lesquels se rencontre une prédisposition héréditaire. Le redressement du rachis doit donc marcher parallèlement avec le développement de la santé générale, et si, à la difformité considérée en elle-même, il est nécessaire, dans un grand nombre de cas, d'opposer l'emploi rationnel et intelligent des machines, on doit également, par l'emploi de moyens reconstituants, tendre à donner aux jeunes sujets une

GYMNASE.

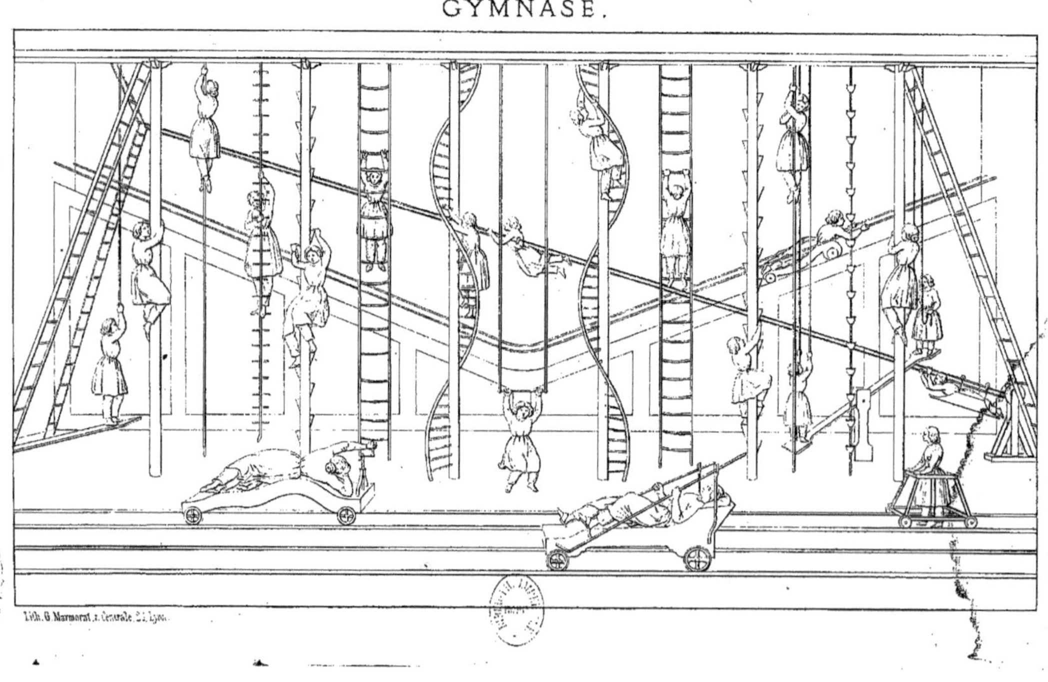

constitution robuste qui les mette à même de résister plus tard aux causes qui pourraient reproduire la difformité.

Tout a été disposé pour remplir ce double but, et l'Institut orthopédique de Lyon possède tous les moyens que l'orthomorphie a conquis dans ces quarante dernières années, et dont une longue expérience a sanctionné l'utilité.

Nous n'entrerons pas ici dans le détail des divers appareils qui peuvent être appliqués aux déviations de la colonne vertébrale, et qui varient du reste suivant le genre de la difformité. Nous dirons seulement que l'établissement Pravaz n'est en arrière d'aucun progrès et ne néglige rien pour se tenir toujours au niveau de la science ; nous insisterons surtout ici sur les principaux moyens qui tendent à favoriser et à compléter l'action des machines en fortifiant l'organisme.

Ces moyens sont au nombre de trois principaux : la gymnastique médicale, cette orthopédie préventive, suivant l'expression si vraie de Bérard, le bain d'air comprimé, les bains froids et minéralisés.

Un vaste gymnase muni des appareils nécessaires est destiné aux exercices.

Ces exercices se divisent en deux classes : les exercices *généraux* et les exercices *spéciaux*.

Les premiers jouissent des propriétés de tous les mouvements actifs et ont pour but de fortifier la constitution générale, et de rénover l'organisme en activant le mouvement nutritif.

Les seconds ont un but plus limité et sont destinés à mettre en action tel ou tel groupe musculaire ou à imprimer au rachis telle ou telle direction spéciale. C'est ainsi qu'il y a des exercices propres à faire fonctionner plus particulièrement les muscles d'un seul côté de la colonne vertébrale, d'autres à exercer les muscles des parois de la poitrine, pour dilater et régulariser cette cage osseuse; d'autres enfin à développer le côté du thorax déprimé par l'abaissement des côtes, etc...

A côté de la gymnastique vient se placer un autre puissant moyen de rénovation organique, le bain d'air comprimé, dont le mode d'action sur l'organisme se rapproche du mode d'action des mouvements actifs et présente sur eux l'avantage de n'exiger aucun effort musculaire. Cet avantage est surtout précieux pour les sujets débiles qui, au début du traitement, ne peuvent encore que difficilement exécuter des mouvements actifs. Par l'impulsion énergique qu'il donne à la nutrition, en activant l'hématose, en augmentant l'appétit, en favorisant, en un mot, le double processus de décompo-

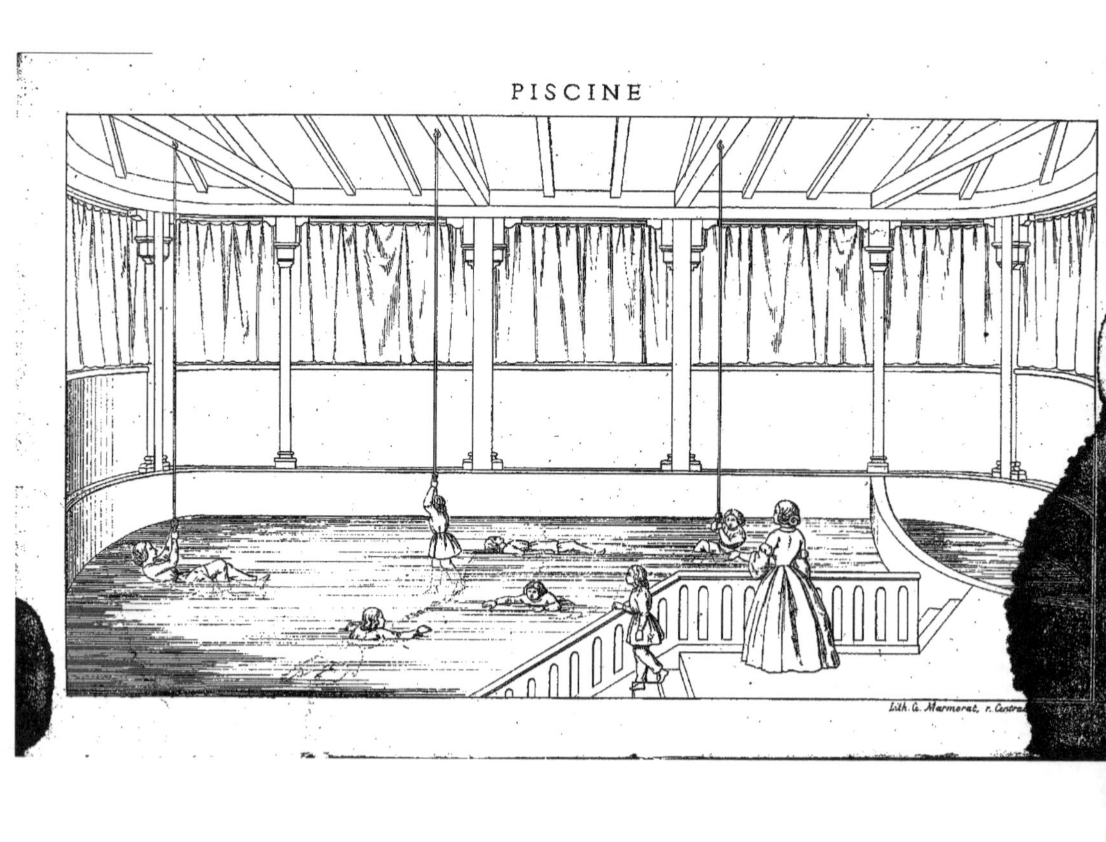
Lith. G. Marmerat, r. Central

sition et de recomposition des tissus, le bain d'air comprimé doit être considéré comme un agent reconstituant de premier ordre chez les sujets où la nutrition vient à languir.

Une chambre à air, de la contenance d'environ neuf mètres cubes, et où l'air est condensé au moyen d'une machine à vapeur reçoit les jeunes sujets auxquels la médication pneumatique est indiquée.

Les bains froids sont d'un puissant secours dans le traitement des difformités de la taille, tant par leur action tonique et par l'activité qu'ils impriment aux fonctions de la peau et à la calorification, que par l'exercice de la natation qui, en nécessitant de fortes inspirations pour le maintien du corps à la surface du liquide, tend, par cela même à régulariser le thorax, en le rapprochant de son maximum de capacité. Une vaste piscine, alimentée par de l'eau de source dont la température est amenée à celle des rivières en été au moyen de la vapeur qui se dégage d'une chaudière, est destinée à la natation. Un compartiment de la piscine est minéralisé au moyen de sel marin et des résidus bromurés des salines de la Méditerranée, et sert à former une sorte de bain de mer artificiel, éminemment propre à donner du ton aux constitutions délicates.

Enfin, une douche froide destinée aux affusions sur la région dorsale, vient compléter l'ensemble de ces moyens hydrothérapiques.

Il est une autre affection de la colonne vertébrale, beaucoup plus grave en elle-même et par ses conséquences que la scoliose, le mal vertébral de **Pott**. Ici le traitement est tout autre. Si, pour les déviations du rachis sans altération du tissu osseux, la gymnastique doit former un des éléments les plus importants du traitement, pour le mal de Pott, au contraire, le repos doit être strictement observé, d'une part pour éviter l'écrasement des vertèbres et l'aggravation de la courbure, par le poids des parties supérieures; d'autre part, pour faciliter le travail de cicatrisation osseuse, nécessairement entravée par les mouvements. Mais il fallait en même temps éviter les inconvénients d'un repos trop prolongé. Ce double but d'immobiliser la colonne vertébrale sans allanguir les fonctions nutritives par le défaut d'exercice, est atteint de la manière la plus heureuse par l'emploi simultané de l'ingénieux appareil du docteur Gillebert-d'Hercourt et du bain d'air comprimé. Placé sur cet appareil, le jeune sujet peut être porté, soit au grand air, soit dans l'appareil pneumatique où l'inspiration d'un air plus dense, en excitant l'appétit et en favorisant, comme nous l'avons dit plus haut, les actes de la nutrition, supplée à l'exercice sans en avoir les inconvénients.

Les maladies articulaires, telles que la coxalgie, la tumeur blanche du genou, etc., forment une des branches les plus importantes de la pathologie de l'appareil locomoteur. Faire cesser la douleur, ramener le membre dans une bonne position, l'y maintenir ; puis enfin rétablir les mouvements de l'articulation, lorsque tous les accidents inflammatoires ont disparu, telle doit être en général la marche du traitement dans les affections articulaires. Chacune de ces indications si bien établies par Bonnet (de Lyon) est successivement remplie, d'abord par l'emploi d'appareils destinés à immobiliser l'articulation pendant la période aiguë, à prévenir toute secousse douloureuse et à empêcher le membre de prendre une attitude vicieuse, puis par l'emploi des appareils à mouvements de Bonnet et de Charles Pravaz.

Il est une malformation de l'articulation coxo-fémorale qui constitue une grave infirmité par la difficulté quelquefois extrême qu'elle entraîne dans la marche, nous voulons parler de la luxation congénitale du fémur. Cette affection encore peu connue il y a quelques années, malgré les travaux de Palleta, de Delpech et de Dupuytren, a été longtemps regardée comme absolument incurable. Les tentatives infructueuses des orthopédistes qui cherchèrent les premiers à ramener la tête du fémur dans la cavité cotyloïde avaient contribué encore à accréditer cette opinion aujourd'hui démentie par les résultats obtenus par Charles Pravaz. A lui revient l'honneur d'être parvenu le premier d'une manière authentique à obtenir la réduction de la luxation congénitale du fémur, et ses travaux, couronnés par l'Académie des sciences, ont jeté un jour nouveau sur cette question jusque-là si obscure. Nous ne pouvons entrer ici dans tous les développements que comporterait l'exposé complet de sa méthode ; nous nous bornerons seulement à indiquer d'une manière sommaire la marche du traitement. Ce traitement se divise en trois périodes. La première est consacrée à amener lentement et graduellement la tête fémorale à peu près au niveau du cotyle rudimentaire destiné à la recevoir. Dans la seconde, on opère la réduction et on maintient pendant un temps plus ou moins long en contact les éléments articulaires, toujours prêts à se disjoindre pendant les premiers temps de la réduction. Dans la troisième enfin, on rétablit les mouvements dans le membre luxé, et l'on creuse en quelque sorte la cavité cotyloïde, d'abord au moyen de la marche horizontale exécutée sur le char à bielles, puis, quand la consolidation est suffisante, au moyen de la marche verticale exécutée sur le char à tuteurs.

Certaines difformités, telles que le torticolis, le pied-bot, etc., dépendent tantôt de la contracture spasmodique de certains muscles, tantôt de leur paralysie. Dans le premier cas, les appareils à redressement, les douches de vapeur, le massage des muscles contracturés, enfin, dans certaines circonstances, les sections tendineuses sont les moyens auxquels on doit recourir. Dans le second, le but à se proposer est de ramener la contractilité dans les muscles paralysés, et l'électricité d'induction vient ici rendre les plus grands services.

L'Institut orthopédique de Lyon possède tous les moyens de remplir ces diverses indications, tels que douche de vapeur, appareil électro - magnétique de M. Duchenne (de Boulogne), et les appareils orthopédiques nécessaires au traitement de ces affections si variées et souvent si complexes, sont construits sous la direction

du docteur Pravaz, et suivant chaque indication spéciale,
par un des plus habiles mécaniciens de Lyon.

Telles sont, en peu de mots, les ressources qu'offre
l'Institut orthopédique de Lyon, pour le traitement des
difformités et des affections de l'appareil locomoteur. Ce
court résumé suffit pour montrer que rien n'a été omis
de vraiment utile, soit au point de vue hygiénique,
soit au point de vue thérapeutique, pour réaliser toutes
les conditions que doit présenter un établissement mé-
dical, et pour remplir les diverses indications qui ré-
sultent de l'étude de l'orthomorphie comprise à un point
de vue rationnel et véritablement scientifique.